BEI GRIN MACHT SICH IHR WISSEN BEZAHLT

- Wir veröffentlichen Ihre Hausarbeit, Bachelor- und Masterarbeit

- Ihr eigenes eBook und Buch - weltweit in allen wichtigen Shops

- Verdienen Sie an jedem Verkauf

Jetzt bei www.GRIN.com hochladen und kostenlos publizieren

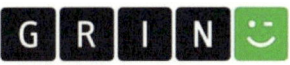

René Marholdt

Demografischer Wandel: Gesellschaftliche Herausforderungen und Aufgaben für die Gesundheitswissenschaften

GRIN Verlag

Bibliografische Information der Deutschen Nationalbibliothek:

Die Deutsche Bibliothek verzeichnet diese Publikation in der Deutschen National-
bibliografie; detaillierte bibliografische Daten sind im Internet über http://dnb.d-
nb.de/ abrufbar.

Impressum:

Copyright © 2013 GRIN Verlag GmbH
Druck und Bindung: Books on Demand GmbH, Norderstedt Germany
ISBN: 978-3-656-61694-8

Dieses Buch bei GRIN:

http://www.grin.com/de/e-book/270239/demografischer-wandel-gesellschaftliche-
herausforderungen-und-aufgaben

HOCHSCHULE FÜR ANGEWANDTE WISSENSCHAFTEN

FAKULTÄT LIFE SCIENCES

STUDIENGANG GESUNDHEITSWISSENSCHAFTEN

Erläutern Sie die gesellschaftlichen Herausforderungen, die durch den demografischen Wandel entstehen. Welche Aufgaben sehen Sie hier für die Gesundheitswissenschaften?

Verfasser: René Marholdt

Modul: Anthropologie und Soziologie von Gesundheit und Krankheit (ASG)

Einleitung

„Wir werden weniger, älter und bunter." (Beutel, 2004) – ein Zitat, welches unsere heutigen gesellschaftlichen Veränderungen prägnant beschreibt. Der demografische Wandel ist in unserer modernen Gesellschaft ein allgegenwertiges Thema. Durch ihn entstehen in den westlichen Industrienationen, insbesondere in Europa, drei charakteristische Veränderungen der Bevölkerungsstrukturen: Ein Rückgang der Bevölkerung, eine anhaltende Alterung der Bevölkerung und die Internationalisierung der Bevölkerung (Maretzke / Schlömer, 2007, S. 7). Zu unterscheiden ist hierbei, dass es neben der Einwanderung aus anderen Ländern, der sogenannten Außenwanderung, auch Zu - und Abwanderungen innerhalb verschiedener Gebiete des eigenen Landes, die sogenannte Binnenwanderung, gibt (Birg, 2004, S. 4). In folgendem Essay möchte ich mich auf die gesellschaftlichen Herausforderungen, welche der demografische Wandel mit sich bringt, beziehen. Als Hauptmerkmal möchte ich hierbei auf die alternde Gesellschaft in Deutschland eingehen.

Hauptteil

Den Begriff „Demografie" haben sicherlich die meisten von uns schon einmal gehört. Doch was bedeutet er eigentlich? Er kommt aus dem Griechischen und leitet sich von den Begriffen „δῆμος" (démos) = Volk und „γραφή" (graphé) = Schrift, Beschreibung ab (Pschyrembel, 2007, S. 404). Demografie bedeutet somit übersetzt „Bevölkerungsbeschreibung" im Deutschen. Die Bevölkerung an sich ist nicht alleine eine reine Menschenansammlung; zu ihr zählen auch Merkmale wie Wohnsitz oder Arbeitsstätte. Aber auch ökologische und kulturelle Beziehungen spielen hierbei eine Rolle. (Birg, 2011, S. 4).

Durch eine alternde und gleichzeitig schrumpfende Bevölkerung ergeben sich, besonders in Pflege und Medizin, neue Herausforderungen: Es bedarf Fachkräfte, welche sich den Belangen der hochbetagten annehmen. Doch durch niedrige Geburtenraten fehlt es an Nachwuchs in den Pflegeberufen, man spricht hier auch von einem „Pflegenotstand" (Joost, 2010, S. 3). Das schlägt sich neben den fehlenden Fachkräften in der Pflege auch in den Kosten für einen Pflegeheimplatz nieder: Im Jahr 2011 schlugen die monatlichen Kosten für einen Pflegeheimplatz (Pflegestufe I) mit 2.500 € zu Buche, wovon die Pflegeversicherung 1.023 € übernimmt und sich somit eine Finanzierungslücke von 1.477 € ergibt (Statistisches Bundesamt, 2011). Durch den weiteren medizinischen Fortschritt kann, neben dem genannten Fachkräftemangel, auch ein Mangel an FachärztInnen beobachtet werden, wenngleich die Zahl der niedergelassenen Ärzte steigt (Bundesärztekammer, 2009, S. 16). Dies kann dazu führen, dass die alternde Bevölkerung, insbesondere in ländlichen Gegenden, einen erschwerten Zugang zu ärztlicher Versorgung hat.

Allerdings werden durch Politiker erste Gegenmaßnahmen ergriffen: So werden beispielsweise FachärztInnen aus dem Ausland nach Deutschland geholt. Hierdurch ergibt sich allerdings als weiteres Problem, dass sehr viele dieser ÄrztInnen massive Sprachprobleme haben, die eine angemessene Kommunikation mit den PatientInnen erschwert oder ganz verhindert (Spiegelonline, 2012). Auch für unsere anderen Sicherungssysteme ergeben sich neue Herausforderungen: Durch den stetig steigenden Anteil der RentenbezieherInnen und den stetig sinkenden ArbeitnehmerInnen wird es schwieriger, alle RentnerInnen zu versorgen, ohne den ArbeitnehmerInnen immer weiter steigende Kosten zuzumuten. Das „Umlageverfahren" in der Pflege- und Rentenversicherung stellt sich hierbei als nicht „Demografiefest" heraus. Somit muss in den nächsten Jahren an dieser Stelle ein großer Umbruch stattfinden, da kein ausreichendes „Beitrags-Leistungs-Verhältnis" zwischen Ein- und Ausgaben in der Pflege- und Rentenversicherung mehr bestehen kann (Lueg/ Ruprecht/ Wolgast, 2003, S. 3f). Positiv kann an dieser Stelle angemerkt werden, dass wir über ein gutes Gesundheitssystem und über sehr gute Lebensbedingungen verfügen, was als ein Hauptgrund für unsere alternde Gesellschaft gesehen werden kann (BMG, 2013). Allerdings zeigen empirische Daten auf, dass es einen starken Zusammenhang zwischen der Entwicklung eines Landes und der Geburtenrate gibt: War das reale Pro-Kopf-Einkommen in Deutschland um 1960 halb so hoch wie zum Ende des 20. Jahrhunderts, so betrug die Geburtenrate pro Frau statistisch 2,5, was einen in etwa doppelt so hohem Niveau wie heute entspricht. Ähnliche Ergebnisse liegen aus den USA, Japan und anderen westeuropäischen Staaten vor (Birg, 2011, S. 12). Durch den dadurch zu erwartenden Bevölkerungsrückgang bis zum Jahr 2060 von aktuell ca. 82 Millionen auf dann nur noch geschätzte 77 Millionen Menschen wird deutlich, dass Deutschland, obwohl ein Einwanderungsland, durch die negative Geburtenrate den demografischen Wandel nicht unterbinden kann. Es kann davon ausgegangen werden, dass die Zahl der aus dem Ausland einwandernden Menschen ebenfalls sinken wird. Anderseits haben Familien mit Migrationshintergrund eine statistisch höhere Geburtenrate und somit wird die Population einen größeren Anteil an MigrantInnen aufweisen, was unsere Gesamtbevölkerung „bunter" werden lässt (Löffelholz, 2011). An dieser Stelle ist weiter anzumerken, dass es natürlich nicht nur MigrantInnen gibt, sondern dass jährlich ungefähr 670.000 Menschen in das Ausland emigrieren. Das ergibt einen Wanderungssaldo von 100.000 – 300.000 Menschen pro Jahr (Birg, 2011, S. 16f).

Für GesundheitswissenschaftlerInnen sehen diese massiven Veränderungen neue und komplexe Aufgaben vor. Durch den hohen Anteil von alten Menschen in der Gesellschaft ist mit einem massiven Anstieg von Herz-Kreislauf-Erkrankungen, Diabetes mellitus und Rheuma zu rechnen. Allerdings werden auch pflegeintensive Erkrankungen wie Demenz in der Zukunft weiter zunehmen (Geisteswissenschaften im Gespräch, 2011, S. 11). Es ist wichtig, dass hier durch weitere Forschungsansätze, besonders im Bereich der Epidemiologie und der Prävention, angesetzt wird. Auch werden durch die steigende Zahl der pflegebedürftigen Menschen die Kosten im Gesundheitssystem stetig steigen. Bereits heute gibt es, wie oben beschrieben, massive Probleme bei der Finanzierung von Pflegeheimplätzen. Diese Finanzierungslücke wird in den nächsten Jahren und Jahrzehnten massiv steigen und es müssen Lösungsansätze gefunden werden, um diese Lücken bei der Finanzierung langfristig zu schließen.

Bevölkerungsprognosen für das Jahr 2060 zeigen auf, dass der Anteil von Menschen mit deutschem Pass in den neuen Bundesländern von 15,0 Millionen auf geschätzte 7,9 Millionen Menschen sinken wird. In den alten Bundesländern hingegen wird die Bevölkerung voraussichtlich von aktuell 59,6 Millionen auf geschätzte 33,8 Millionen Menschen sinken. Dem gegenüber steht eine weiter steigende Lebenserwartung: Männer erreichen demnach voraussichtlich ein Alter von 85,0 Jahren im Durchschnitt [heute: 77,3 Jahre] und Frauen ein Alter von durchschnittlich 89,2 Jahren [heute: 82,5 Jahre] (Birg, 2011, S. 22f).

Fazit

An den aufgezeigten Beispielen wird deutlich, dass durch eine Verschiebung der Bevölkerungsstrukturen in den kommenden Jahrzehnten ein Umdenken in Politik und Gesellschaft von Nöten ist. Während die Gesamtweltbevölkerung bis zum Jahr 2050 auf geschätzte 9,3 Milliarden Menschen steigen wird, geht die Bevölkerung in unseren geografischen Breiten bereits heute zurück (Hesse, 2011, S. 3). Dies macht den eigentlichen „Pflegenotstand" in Deutschland deutlich und führt zu dem Schluss, dass es sehr wichtig ist, unsere Gesellschaft bereits heute darauf vorzubereiten, die pflegebedürftigen Menschen trotz mangelnder Pflegefachkräfte bestmöglich zu behandeln, damit sie die letzten Lebensjahre würdevoll verbringen können.

Des Weiteren braucht unsere Gesellschaft eine hohe Toleranzschwelle, um den Herausforderungen dieser „neuen" Gesellschaft gewachsen zu sein: Sei es durch den stetig wachsenden Teil von MigrantInnen oder den wachsenden Teil von RentnerInnen.

Leider wurde der demografische Wandel von Beginn der 1970er Jahre bis zum Ende des 20. Jahrhunderts oft in der Öffentlichkeit ignoriert, tabuisiert oder gänzlich bestritten. Dadurch konnte in der Gesellschaft nicht rechtzeitig reagieren, um den demografischen Wandel bereits von Beginn an effektiv entgegenzuwirken (Birg, 2011, S. 55).

„Deutschland nimmt eine Vorreiterrolle bei der Entwicklung hin zu einer schrumpfenden Bevölkerung ein." (Birg, 2011, S. 55). Dieses Zitat zeigt sehr deutlich, dass in Deutschland bereits unzählige Maßnahmen ergriffen wurden und weiter ergriffen werden, um den demografischen Wandel aktiv, sowohl gesellschaftlich als auch politisch, entgegenzuwirken. So soll unter anderem gewährleistet werden, dass SeniorInnen weiter eine sichere Rentenleistung erhalten und der Altersarmut aktiv entgegengewirkt werden kann.

Wenn die Politik in Deutschland die bereits ergriffenen Maßnahmen weiter ausbaut und weitere Schritte unternommen werden, so denke ich, wird der demografische Wandel eine schwere, aber überwindbare, Hürde für das zukünftige Deutschland werden.

Literaturverzeichnis

Beutel, R. (2004): Rainer Christian Beutel über die Kommunen im demographischen Wandel: „Wir werden weniger, älter und bunter" Verfügbar unter: http://www.bertelsmann-stiftung.de/cps/rde/xbcr/SID-360D8621-42E29648/bst/Forum_03_04_pdf_seite19bis20.pdf (22.05.2013)

Birg, H. (2011): Chancen und Perspektiven. In: Informationen zur politischen Bildung, Nr. 282/2011

Birg, H. (2011): Entwicklung der Weltbevölkerung. In: Informationen zur politischen Bildung, Nr. 282/2011

Bundesärztekammer (2009): Ärztemangel trotz steigender Arztzahlen – Ein Widerspruch der keiner ist. Verfügbar unter: http://www.bundesaerztekammer.de/downloads/Analyse-Kopetsch.pdf (27.05.2013)

Bundesministerium für Gesundheit (2013): HERAUSFORDERUNG DER GESETZLICHEN KRANKENVERSICHERUNG UND DER PFLEGEVERSICHERUNG. Demographischer Wandel. Verfügbar unter: http://www.bmg.bund.de/krankenversicherung/herausforderungen/demographischer-wandel.html (22.05.2013)

Geisteswissenschaften im Dialog. Wir bringen Wissenschaft ins Gespräch. (2011): Demografischer Wandel und Gesundheit – Probleme und Lösungen. Verfügbar unter: http://www.duz.de/cms/media/uploads/user/379/GID_Demografie_Endfassung_monitoroptimiert.pdf (22.05.2013)

Hesse, C. (2011): Editorial. In: Informationen zur politischen Bildung, Nr. 282/2011, überarbeitete Neuauflage 2011

Joost, A. (2010): Berufsverläufe von Altenpfleger/innen – Ergebnisse und Ansatzpunkte zur Verlängerung der Beschäftigungszeiten. In: Deutsches Zentrum für Altersfragen. Informationsdienst Altersfragen. Verfügbar unter: http://www.dza.de/fileadmin/dza/pdf/Heft_03_2010_Mai_Juni_2010_gesamt_PW.pdf (05.06.2013)

Loeffelholz, H. (2011): Demografischer Wandel und Migration als Megatrends. In: Aus Politik und Zeitgeschichte, 10-11/2011

Lueg, M.; Ruprecht, W.; Wolgast, M. (2003): Altersvorsorge und demographischer Wandel: Kein Vorteil für das Kapitaldeckungsverfahren? Verfügbar unter: http://www.gdv.de/2003/03/altervorsorge-und-demographischer-wandel-kein-vorteil-fuer-das-kapitaldeckungsver-fahren/studie-altervorsorge-und-demographischer-wandel/?back=%2F2003%2F03%2Faltervorsorge-und-demographischer-wandel-kein-vorteil-fuer-das-kapitaldeckungsver-fahren%2F (05.06.2013)

Maretzke, S., Schlömer, C. (2012) Was ist der demografische Wandel? In: Bundes-
anstalt für Landwirtschaft und Ernährung
Deutsche Vernetzungsstelle Ländliche Räume (Hrsg.): Chance! Demografischer
Wandel vor Ort. (2012, 2. Aufl.) Verfügbar unter:
http://www.kreise.de/ cms1/images/stories/themen/LaendlicherRaum/broschuere%
20chance%20dw%202012.pdf (22.05.2013)

Pschyrembel. Klinisches Wörterbuch (2007): Berlin, New York: duGuyter. 261. Neu
überarbeitete und erweiterte Auflage

Robert Koch-Institut (o.J): Schwerpunktbericht der Gesundheitsberichterstattung des
Bundes. Migration und Gesundheit.
Verfügbar unter:
http://www.gbe-bund.de/gbe10/owards.prc_show_pdf?p_id=11713&p_sprache=D
(28.05.2013)

Rüegger, H. (2008): Zur Brisanz des Redens von Würde im Alter. In: podium Nr.
5/Mai 2008/46. Jg.

Spiegelonline (2012): Zugewanderte Mediziner. Doktor Kannitverstan. Verfügbar unter: http://www.spiegel.de/karriere/berufsleben/aerzte-aus-dem-ausland-
deutschkenntnisse-als-sicherheitsproblem-a-865664.html (28.05.2013)

Statistisches Bundesamt (2001): Kosten eines Pflegeheimplatzes in Deutschland
nach Pflegestufe im Jahr 2011 (in Euro). Verfügbar unter:
http://de.statista.com/statistik/daten/studie/196945/umfrage/kosten-eines-
pflegeheimplatzes-in-deutschland/ (26.05.2013)
